Spezielle Laserschmerztherapie

Ein Patientenratgeber

Dr. Renate Jahn

Spezielle Laserschmerztherapie

Systemische Laser-Biosignal-Therapie bei Gelenkschmerzen

leicht verständlich erklärt

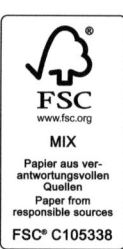

Bibliografische Information der Deutschen Nationalbibliothek: Die Deutsche Nationalbibliothek verzeichnet diese Publikation in der Deutschen Nationalbibliografie; detaillierte bibliografische Daten sind im Internet über dnb.dnb.de abrufbar.

Copyright © 2017 Dr. Renate Jahn

dr.r.jahn@t-online.de

Satz, Umschlaggestaltung, Herstellung und Verlag:
BoD – Books on Demand, Norderstedt

ISBN: 978-3-7431-5006-5

Einführung

Über Wunder in der Natur lässt sich immer wieder staunen.

Erst recht, wenn man sich näher mit den Funktionsweisen befasst, die dazu verhelfen, dass ein Körper (*Organismus*) lebt und nicht nur ein flüssiges Gemisch chemischer Moleküle darstellt oder eine Anordnung von *Zellen*, die uns zu einem flachen Blatt Papier formen.
Erst die Dreidimensionalität bietet Raum für Inhalte, z. B. für die *Organe*, wie Herz, Leber, Lunge, Niere.
Durch ihr Funktionieren tragen sie dazu bei, dass wir nicht nur eine Eintagsfliege sind.

Dadurch, dass ähnlich arbeitende Organe einander gegenseitig verstärken, entstehen *Organsysteme* (wie z. B. das Herz-Kreislauf-System mit Herz, Blut und Gefäßen oder das Bewegungssystem mit allen Muskeln, Sehnen, Gelenken, Knochen usw.), die uns länger als einen Tag am Leben erhalten können.

Der Baustein Organ alleine ist noch nicht die gesamte Lösung des »Rätsels Lebewesen«. Auch das Organ Gehirn, welches denkt und über Nerven zum Körper Verbindung hat, besitzt trotzdem keinen Buchhalter, der droben sitzt, aufschreibt und weiß, wann der Blutzucker zu hoch ist oder wann eine Zelle alt ist und erneuert werden muss. Das bedeutet, dass es Regelkreise geben muss, die sich im Laufe der Evolution über die miteinander zum *Gewebe* verbundenen Zellen und vor allem deren Zwischensubstanz (**Interzellularsubstanz**) Signalleitungen gebaut haben, die sich offensichtlich bewährt haben.
Für unterschiedliche Regelkreise gibt es verschiedene Signale meist

chemischer Natur. Beispiel Regelung des Blutzuckers: Die erhöhte Ansammlung von Glukosemolekülen im Blut ruft über eine Kette sich umwandelnder chemischer Strukturen die Abgabe von Insulin aus der Bauchspeicheldrüse hervor, welches Tür und Tor im Gewebe eröffnet, damit der Zucker aus dem Blut aufgenommen werden kann. Außer Chemie existiert aber auch Physik in der Natur, aus der wir kommen. Deshalb gibt es auch Lichtquanten (Photonen) verschiedener Wellenlängen als Signale, die aus der Sonne durch die atmosphärischen Fenster auf die Erde gelangen.

Wie können Lichtsignale z. B. den Heilungsvorgang bei Schmerzen im Bewegungssystem positiv beeinflussen?

Das erklärt dieses Buch.

Inhalt

Einführung	5
Der Körper:	9
Anatomie: Lehre von Form und Aufbau	9
Organismus – Organsystem – Organ – Gewebe – Zelle – Interzellularsubstanz	9
Physiologie: Lehre von den Körperfunktionen und deren Arbeitsweisen	11
Molekularbiologie: Entstehung von körpereigenen Eiweißmolekülen	15
Laserphysik:	17
Erklärung	17
Photomolekularbiologie	20
Schmerzentstehung am Bewegungssystem	22
Praktische Durchführung der Lasertherapie	25
Stand der wissenschaftlichen Erforschung	30
Schlusswort	32
Glossar	34
Quellen	40
Abbildungen	41

Der Körper:

- **Anatomie: Lehre von Form und Aufbau**

Organismus – Organsystem – Organ – Gewebe – Zelle – Interzellularsubstanz

Der Körper (Organismus) besteht aus verschiedenen Organsystemen: z. B. Verdauungssystem, Herz-Kreislauf-System, Nervensystem, Bindegewebe als Stützsystem (Knochen, Muskeln, Sehnen, Fascien) für das Bewegungssystem als auch als Halterung für die inneren Organe. Die einzelnen Organsysteme werden durch die zusammenarbeitenden Organe gebildet. Das Nervensystem teilt sich daher in ein zentrales Nervensystem (Gehirn und Rückenmark), ein peripheres, zu welchem die einzelnen Nerven gehören, die z. B. zu Armen und Beinen oder zu verschiedenen Muskeln am Rumpf ziehen, sowie ein vegetatives (lat. vegetare – beleben) Nervensystem, das die inneren Organe (z. B. Magen, Leber, Darm) aktiviert oder deaktiviert. Hierzu gehören der Sympathikus- und Parasympathikusnerv.

Die Organe zeichnen sich durch eigenes Gewebe aus (z. B. Magengewebe, Nervengewebe, Bindegewebe).

Das Gewebe enthält auf seine Aufgabe hin spezialisierte Zellen. So sieht eine Magenzelle anders aus als eine Nervenzelle. Die Magenzelle arbeitet für den inneren Stoffwechsel (Verarbeitung der Nahrung), die Nervenzelle für die Informationsleitung (Reizübertragung), das Bindegewebe wiederum stützt die Bewegungsorgane, hält und bettet die inneren Organe ein.

Jede Körperzelle enthält in ihrem Kern die Erbsubstanz (Chromosomen) und in ihrem Zellplasma verschiedene Zellorganellen, welche nur durch Mikroskope zu sehen sind.
In diesen Zellorganellen stehen besondere chemische Moleküle zur Verfügung, je nach Aufgabe der Organelle: zur Bakterienabwehr, zur Energieerzeugung, zur Entgiftung usw.

Die Interzellularsubstanz befindet sich zwischen den Zellen und hat die wichtige Funktion der Konnektion (den Zellverband zum Gewebe zu verbinden) und der Weiterleitung, z. B. im Rahmen der Entgiftung, in Form von Lymphe, den Abfluss in das Blut (Kreislaufsystem) und damit durch die Niere in den Urin aus dem Körper zu gewährleisten.

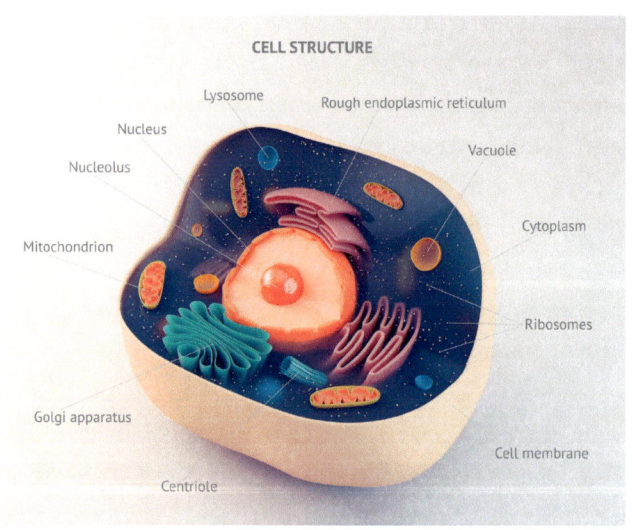

Abb.1 Zelle

- **Physiologie: Lehre von den Körperfunktionen und deren Arbeitsweisen**

Reflexkreisartige Informationswege vom Nervensystem zu den einzelnen Organen (eines Organsystems) am Beispiel des Bewegungssystems (Arme, Beine, Rumpf):

Die Schaltstelle am Ort des Geschehens ist das Rückenmark, der »oberste Feldherr« sitzt jedoch im Gehirn.
Damit das Rückenmark spürt, was im und um den Körper herum geschieht, gibt es die peripheren Nerven, die fadenförmig wie Elektrokabel vom Rückenmark ausgehend bis in die äußersten Ecken (z. B. Fingerkuppen oder Rückenhaut und -muskeln) unter Aufspaltung in haarfeine Nervenendigungen (Propriozeptoren) verlaufen.

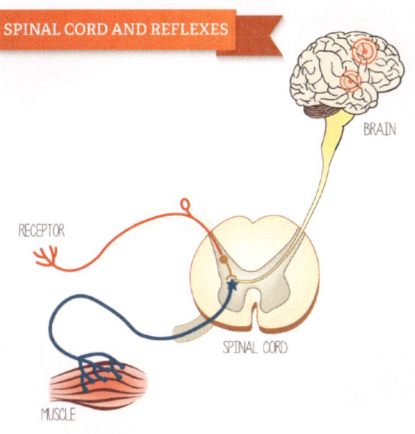

Abb. 2 Muskel-Sehnen-Spindel

Sie bilden sogenannte Muskel-Sehnen-Spindeln (nur mikroskopisch sichtbar), die, ähnlich wie Zwiebeln, verbundene Schichten bilden. In diesem Knäuel wird ermöglicht, dass der erfühlte Reiz (Druck, Zug) auf der Haut oder im Muskel eine Rücklaufbahn zum Rückenmark erhält.

Das Rückenmark selbst besitzt keine fadenförmigen Nerven mehr, sondern nur noch Bahnen (Tractus), die sich im anatomischen Querschnitt schmetterlingsförmig anordnen.
Die hinteren (zum Rücken zeigenden) Flügel stellen das »Hinterhorn« und die vorderen das »Vorderhorn« auf jeder Seite dar. Die darin verlaufenden Stränge (Tractus) heißen dementsprechend Vorder- oder Hinterstränge.

Dadurch ist, ähnlich wie in den Muskelspindeln, die Möglichkeit gegeben, zwischen den von außen ankommenden Reizen (im Hinterhorn) zum Gehirn und der Reizantwort vom Gehirn nach peripher (Vorderhorn) eine Signaltrennung durch zwei gegenläufige Bahnen vorzunehmen.

Bei z. B. Überanstrengung der Muskulatur – damit Sauerstoffmangel, Verengung der Mikrokapillaren – sendet die Muskelspindel dies an das Hinterhorn (sensibel-empfindet). Von diesem läuft das Signal den Hinterstrang empor bis in das zuständige Gehirnareal, in dem durch chemische Botenstoffe wiederum ein Signal zurückkehrt, aber über den Vorderstrang zum Vorderhorn (motorisch-bewegt) zu der entsprechenden Muskelspindel, die wiederum durch chemische Umwandlung einen Molekülkomplex aufbaut, der durch sein Signal in den Empfangsstellen der Muskelendigungen z. b. ein schützendes Zusammenziehen und Verkürzen des Muskels bewirkt.

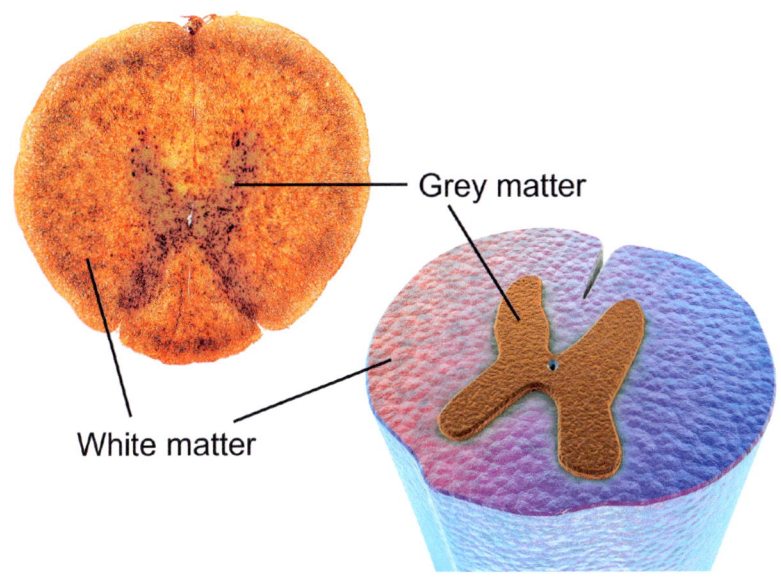

Abb. 3 Rückenmarkquerschnitt

Wesentlich ist die Kenntnis von der signalabhängigen (signalinduzierten) Schaltung der Muskeln zur Kontraktion, die sich nicht durch Drücken, Schieben oder Ziehen lösen lässt, da der Muskel kein Kaugummi, sondern eine Struktur ist, die sich in einem fein abgestimmten Schaltkreis befindet.

Es muss zur Auflösung der Verkürzung entweder zentral vom Gehirn (Meditation, psychische Adrenalinsenkung) oder von peripher durch Wegfall der muskulären Anstrengung, des Haltungsfehlers, der Verziehung der Sehnenansätze der gefährdende Reiz beseitigt sein, um über das Rückenmark zum Gehirn das Signal »Entspannung« zu senden, damit durch die Antwort des Gehirns über die Motorbahn (Vorderstrang) des Rückenmarkes die chemischen Signalmoleküle für die Verkürzung (Dauerkontraktion) in die chemischen Moleküle für die Entspannung umgewandelt werden.

Andernfalls würde man durch kräftige Manipulation winzige Muskelfaserrisse, Blutergüsse und Knochenhautreizungen bewirken, die auf Dauer zu tiefen Vernarbungen und chronischen (!) Verkürzungen führen.

• Molekularbiologie: Entstehung von körpereigenen Eiweißmolekülen

Nach molekularbiologischen Erkenntnissen soll der Körper in jeder Nacht etwa 40 Millionen Zellen erneuern (u. a. Blut-, Darm-, Haut-, aber auch Hirnzellen).

Da diese Regeneration normalerweise weder einer Tabletteneinnahme noch guten Zuredens durch uns bedarf, ist ersichtlich, dass es sowohl einen Plan als auch ein Signal im Organismus geben muss, damit so viele Abläufe verlässlich und sehr schnell koordiniert werden können; allerdings muss die entsprechende Energie zur Verfügung stehen.

Es ist ähnlich wie bei einem Auto: Ohne Batterie geht gar nichts, kein Scheibenwischer, keine Lampe, kein Motor ...
Sobald die leistungsfähige Batterie (Energie) aber eingesetzt ist, geht alles, denn: Es gibt in dem Auto einen Plan (Schaltplan), durch den alles miteinander verbunden ist und funktioniert.

So ist es auch in unserem Körper. Der Plan ist auf den Genen (Chromosomen) gespeichert im Zellkern, das Signal in Form biochemischer Verkettungen – Biosignal (Bios = das Leben) – kommt aus der Zelle. Die Ingangsetzung geschieht durch die Energieproduktion in den zelleigenen Mitochondrien (Organellen). Die Energie muss dauerhaft gesichert sein, sonst wird die Zelle krank.

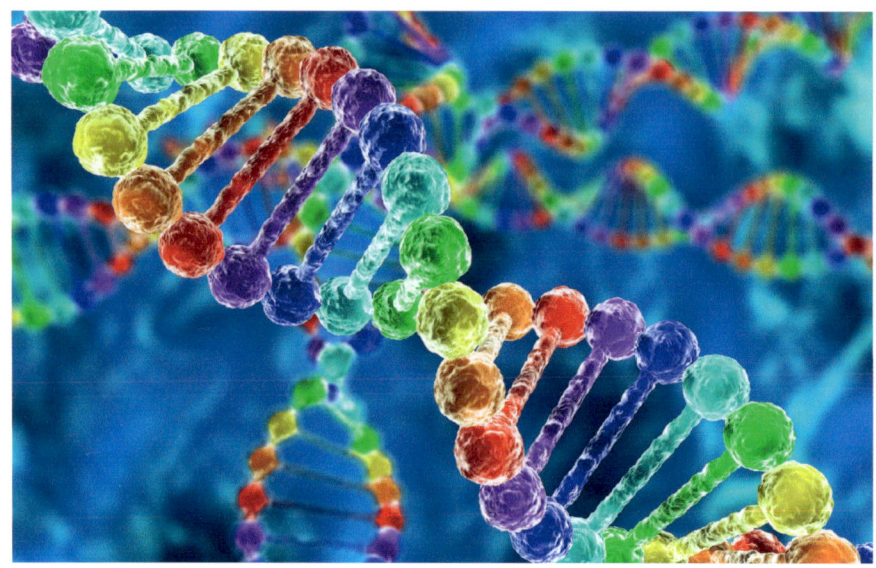

Abb. 4 Erbsubstanz in den Chromosomen

Signale gibt es im Körper viele.
Beispiel: Wenn nach einem Sturz eine Wunde am Knie entsteht, dann stellt schon der Kontakt des (kleinen) offenen Gefäßes in der Haut mit dem Luftsauerstoff ein Signal für den Körper dar, alle Abwehrkräfte zu mobilisieren, wie z. B. die weißen Blutkörperchen zur Infektbekämpfung heranzurufen, die Gerinnungszellen (Thrombozyten) vor Ort für einen provisorischen Sofortverschluss der Gefäßendigungen (Blutkruste) zu aktivieren, unter dem sich dann mittels weiterer Signale die defekte Hautschicht mit den entsprechenden Hautzellen auffüllt, andererseits lädierte Zellen durch Signale zur Apoptose (Absterben und Selbstentsorgung) gebracht werden. Nach einer kurzen Zeit fällt die Blutkruste durch Abstoßung ab und die Wunde darunter ist geheilt.

Laserphysik:

Erklärung:

L	Light	Licht
A	Amplification by	Verstärkung durch
S	Stimulated	angeregte
E	Emission of	Aussendung von
R	Radiation	Strahlung

Licht besteht aus kleinsten energiereichen *Teilchen* (Quanten), die auch als Photonen bezeichnet werden.

Das Verhalten von Licht weist auch Eigenschaften einer *Welle* auf (Amplituden, Schwingungszahlen pro Sekunde = Frequenz).

ELECTROMAGNETIC SPECTRUM

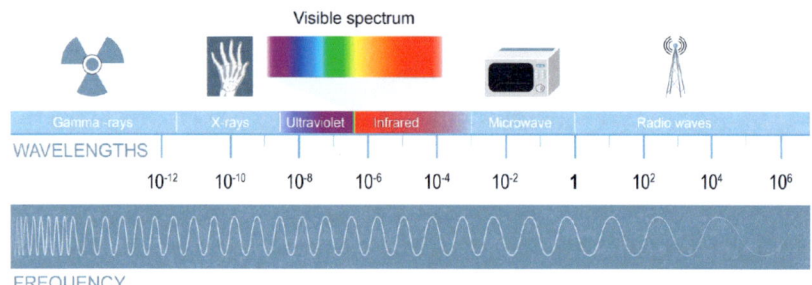

Abb. 5 Spektrum, Wellenlängen, Frequenzen

Wenn viele Wellen von einem Punkt aus mit ihren Wellenbergen und Wellentälern im Gleichschritt gehen (*Kohärenz*), erreicht man eine immense Verstärkung der Energie durch die Summe aller Teilchen. Das geht aber nur, wenn die Lichtquelle nur eine einzige Wellenlänge aus dem breiten Lichtspektrum (von UV über Blau, Grün, Orange, Rot, Infrarot) besitzt = *Monochromasie* (eine Farbe). Der Strahl entspricht einer gespannten Schnur (*Parallelität* der Strahlen) und nicht einem Lichtkegel, wie bei der Taschenlampe. Diese verstreut Licht (Weiß) aus dem breiten Spektrum diffus in alle Richtungen, weil sich die unterschiedlich langen Wellen unterschiedlich schnell bewegen und einander nicht summierend überlagern. Die Taschenlampe soll ja auch einen größeren Raum ausleuchten und nicht nur punktuell hochenergetisch wirken.

Jede Wellenlänge besitzt andere physikalische Eigenschaften, da die energetischen Teilchen unterschiedliche Energie beinhalten

Kürzere Infrarotstrahlung erzeugt kaum Wärme, im Gegensatz zu jener mit längerer Wellenlänge.
Letztere wird daher in Wärmekabinen (Infrarotlichtsauna) eingesetzt. Auch bei rotem Licht gibt es Wärmestrahlung (Rotlichtlampe), aber auch Wellenlängen, die keine merkbare Wärme im Körper auslösen.

Es gibt auch in anderen Farbbereichen Strahlungen, deren besondere Verwendung nicht der Wärmeerzeugung geschuldet ist.
Beispiel: die Blaulichtkabine für Frühgeborene.
Sie wird bei Säuglingen eingesetzt, denen noch ein wichtiges Enzym (Biokatalysator = Reaktionsförderer) für den Abbau von gelben Gallenfarbstoffen fehlt.

Die unabgebauten Moleküle sind nicht löslich und auch nicht transportabel, so dass sie sich als Gelbfärbung (Gelbsucht = Ikterus) unter der Haut ablagern und damit giftig sind.

Vor langer Zeit fanden Forscher heraus, dass dieser gefährliche Molekülkomplex eine »Antenne« für eine bestimmte Blaulichtwellenlänge besitzt.

Wird der Säugling mit diesem Blaulicht ganzkörperbestrahlt, wirken die Lichtquanten (Photonen) als Signal zur Zerstörung dieses giftigen Komplexes, der daraufhin wasserlösliche Trümmer bildet, die aus dem Körper heraustransportiert werden können. So geschieht die Entgiftung bei dieser Erkrankung, so lange, bis der Körper die Reife hat, die fehlenden Enzyme endlich selbst zu produzieren.

Durch die Erforschung dieser Art der Signalgebung im Organismus, mittels Photonen bestimmter Wellenlängen, entstand ein neues Fachgebiet: die Photomolekularbiologie.

Photomolekularbiologie

(Photos – griech. Licht)

In den letzten 30 Jahren wurden durch molekularbiologische Untersuchungen Lichteffekte mittels spezieller Laserstrahlung herausgefunden, die von außen einen Anschub der Energieerzeugung in den Mitochondrien der Zellen bewirken.

Somit ergab sich eine Möglichkeit bei Erschöpfung der körpereigenen Energieproduktion, z. B. durch eine große Verletzung oder chronische »Verschleißerkrankungen« am Bewegungssystem, mittels spezieller Laserstrahlung die körpereigenen »Batterien« wieder aufzuladen.
Da alle Körperprogramme in den Genen gespeichert sind, wie z. B. auch der Heilungsvorgang, wird dieser durch das Signal der Laserstrahlung initiiert.

Wieso kann ein kleiner Lichtstrahl Vorgänge in einem so großen Körper umstimmen?

Wirkungsweisen:

Nach Beseitigung des Energiemangels nehmen die Heilungsmechanismen wieder Fahrt auf:
Die Mikrodurchblutung wird durch Erweiterung der Mikrogefäße verstärkt, damit mehr Sauerstoff für den reibungslosen Ablauf des nunmehr gesteigerten Stoffwechsels bereitgestellt wird.
Durch die energetische Wiederaufladung der *Nervenzellmembran* (ent-

spricht der Isolationsschicht von Kabeln) kommt es zur unmittelbaren lokalen Schmerzminderung.

Der Tonus (Kraft) der Lymphgefäße wird verbessert, so dass mit mehr Lymphe auch die Schwellungsstoffe (Ödeme) schneller abfließen.

Blutgefäßwände werden wieder dichter und lassen keine Flüssigkeit mehr in das umgebende geschwollene Gewebe, Blutergüsse bilden sich zurück.

Die lokale Immunabwehr wird durch vermehrte Produktion antientzündlich wirkender Blutkörperchen verstärkt.

Die bessere Blutzirkulation regt im Gehirn den Botenstoffwechsel an für z. B. Endorphine, Serotonine, Dopamine, die eine zentral schmerzlindernde und antidepressive Wirkung besitzen.

Daher fühlt der Patient weniger Schmerzen, wird entspannter und kann oftmals nachts wieder besser schlafen.

Schmerzentstehung am Bewegungssystem

Durch Überlastung von Muskeln und Sehnen aufgrund lange andauernder einseitiger Bewegungen und schlechter Haltung erfolgt eine »Säuerung des Gewebes«, denn:
Es gibt nicht nur eine Sauerstoffeinatmung durch Nase und Mund, sondern auch das Gewebe selbst muss durch genügend geweitete Kapillaren (haarfeine Gefäßendigungen) mit Sauerstoff versorgt werden. Andernfalls setzt ein biochemisches Notaggregat ein, welches auch ohne Sauerstoff Energie erzeugt, dafür aber Milchsäure produziert (zellinterner Nährstoffzyklus = intermediärer Stoffwechsel).
Deutlich zu spüren sind die Folgen von Milchsäurebildung z. B. bei ungewohntem Rennen als »Seitenstechen«.

Aus chronischer Sauerstoffunterversorgung (Energieverlust) resultieren Verkürzungen der Muskulatur und Gelenkkapselverengungen (s. o.: biochemische Signalauslösung im Rückenmark, zur schützenden Kontraktion der überlasteten Muskulatur; sie soll nach Meinung des Körpers nicht mehr so viel bewegt werden, da sie bereits überlastet ist und in dem Zustand noch mehr Schaden nehmen würde).

Durch anhaltende psychische Stresssituationen ergibt sich ein erhöhter Adrenalinspiegel, welcher ebenfalls wieder zu Gefäßverengungen (Mikrogefäße), Sauerstoffmangel und damit zu einem Energiemangel führt.

Obwohl Alter an sich keine Krankheit ist:

Das Bindegewebe wird im Alter jedoch zäher, weniger belastbar, der Stoffwechsel und damit die Regeneration verlangsamen sich.

Ebenso wie der Wassergehalt sich in der Haut vermindert, geschieht dies im Bindegewebe der Sehnen und Muskeln; die feuchten Verschiebeschichten, z. B. in den Sehnenscheiden, werden dadurch schnell überfordert und sind nicht mehr, wie in der Jugend, für Dauerbelastungen – insbesondere durch gewohnheitsbedingte Fehlhaltungen!! – ausgelegt.

Bei der klinischen Bewertung des Schmerzsyndroms sind am augenfälligsten die Knochenzacken im Röntgenbild, die jedoch oftmals nicht die eigentlichen Schmerzverursacher sind.

Durch den stressbedingten hohen Energieverbrauch bei gleichzeitig abnehmender Blutzufuhr kommt es zu der o. g. »Säuerung« des Bindegewebes (Sehnen, Muskeln, Gelenkkapseln, Fascien), welches sich verhärtet, somit nicht mehr die dauerhaft verlangte Kraft aufbringen kann, ohne dass es zu Strukturzerstörungen käme.
Diese Meldung geht bekanntermaßen über das Rückenmark an das Gehirn, welches zurücksendet, dass sich der Muskel und damit auch die Sehne »sperren« soll, damit die Bewegungen so nicht mehr durchgeführt werden können. Um dem Ganzen Ernsthaftigkeit zu verleihen, wird auch noch die Alarmsirene – Schmerz – eingeschaltet.

Wenn aber trotzdem weitergearbeitet werden muss, wird eine Schmerzschonhaltung eingenommen und über Ersatzbewegungsabläufe versucht, das Pensum weiter zu halten.
Die Muskel-Sehnen-Verkürzungen nehmen zu, die Gelenkspielräume werden enger, die Kraft geht zurück.

Handelt es sich um Schulter- und Handbeschwerden, fällt die Kaffeekanne aus der Hand; sind es die Hüft- oder Kniegelenke, »gehorcht« das Bein nicht mehr richtig. Die Gehstrecken werden kürzer.

Hinzu kommt, dass bei derartigem Hartspann der Muskulatur im Nacken oder im Bereich der Lendenwirbelsäule die dort austretenden bzw. verlaufenden feinen Nerven und Gefäße fast erdrückt werden, die Versorgung des Bindegewebes von Armen oder Beinen nun auch noch von zentral gestört wird.
Dieses Phänomen nennt man Teufelskreis, ein Vorgang, der sich wie ein Perpetuum mobile fleißig selbst unterhält.

Somit sind die Schmerzursachen häufig in dem verspannten Bindegewebe zu suchen und zu beseitigen, ohne dass etwas an den Knochenzacken geändert werden muss.

Darum ist auch das Alter allein nicht die Ursache, sondern der Grad der energetischen Erschöpfung des Bindegewebes im Laufe der lebenslangen Anstrengungen. Dieser Bindegewebserschöpfung kann jedoch mit Lasertherapie abgeholfen werden.

Parallel zur Lasertherapie bedarf es meist zugleich eines effektiven Haltungs-und Gangtrainings, um den unnötigen Ermüdungen durch eine krumme Haltung und ein steifes Gehen in Zukunft vorzubeugen.

Praktische Durchführung der Lasertherapie:

Diese nicht operative (nicht schneidende) Lasertherapie hat viele Namen:

Low-Level-Laser-Therapie LLLT
Low-Dose-Laser-Therapie LDLT
Low-Power-Laser-Therapie LPLT
Laserbiostimulation
Laserbiomodulation
Regenerierende Laserbestrahlung
Systemische Laser-Biosignal-Therapie SLBST

Es wird meist mit handgeführten Apparaten gearbeitet, in manchen Fällen mit Scannern als Standgerät.
Jedes Gerät erzeugt nur *eine* spezielle Wellenlänge.
Es gibt im gesamten Lichtwellenspektrum unterschiedliche »Farben« (Infrarot bis Ultraviolett) mit entsprechend speziellen Eigenschaften für die Zellanregung (Biostimulation).
Die Auswahl der Wellenlänge für die Behandlung richtet sich danach, an welchem Gewebe (Nerven, Gefäße, Muskeln usw.) und in welcher Tiefe ein Effekt erreicht werden soll. Für die Behandlung von Gelenkschmerzen eignen sich einzelne Wellenlängen aus dem Bereich Rot-Infrarot.

Die hierbei verwendeten Laser haben nichts mit den Schneidlasern für Operationen zu tun und erzeugen daher auch keine messbare Wärme.

Sie besitzen auch keine krebserregende Wirkung, wie die Strahlungen aus dem UV-Bereich.

Da es sich um Licht handelt, können diese Laser auch, ohne zu schädigen, bei Patienten mit Metallimplantaten, Stents, Endoprothesen, Herzschrittmachern angewendet werden.

Negative Nebenwirkungen sind seit Einführung dieser Methode vor über 30 Jahren nicht bekannt, denn es handelt sich um die *Stimulierung eines körpereigenen Heilungsvorganges.*

Voraussetzungen für den Behandlungserfolg:
Die schmerzverursachenden Strukturen müssen vom Laserstrahl erreicht werden, daher die Wahl der entsprechenden Wellenlänge.

Im Rahmen einer körperlichen Untersuchung werden die Triggerpunkte (Auslöser) in der Muskulatur ertastet, die meist als derbe Verhärtungen erscheinen.

Muskulatur ist in Funktionsketten angeordnet.
Die vom Patienten gefühlte und angegebene Schmerzstelle kann am Ende einer Muskelkette in der Knochenhaut sein, die Ursache aber wesentlich höher liegen.

Praktisches Beispiel:
Schmerzpunkte beim »Tennisellenbogen« (Ellenbogenaußenseite) können durch eine verspannte Nackenmuskulatur bedingt sein, die die austretenden Versorgungsblutgefäße und Nerven einengt und damit den Beginn der Armmuskelkette schon so kurz zieht, dass sich am Ellenbogen und Unterarm keine Elastizität in den Ursprüngen der

Greifmuskeln mehr entfalten kann, wie sie für die schwingenden Bewegungen beim Tennisspielen nötig wäre. Der Endpunkt der Kette liegt in der Knochenhaut der Ellenbogenknochen, an dieser Stelle zieht die zu kurze Muskulatur bei jeder Bewegung und reizt jedes Mal die darunterliegenden Gewebe. Es kommt zu einer Entzündung (ohne Bakterien).
Das Beschwerdebild ist nicht an diese Sportart gebunden, sondern es tritt bei allen Belastungen der Greif-, Dreh- und Hebemuskeln in dieser Region auf.

Zum Zeitpunkt des Aufkommens dieser Lasertherapie (ca. 80er Jahre in Deutschland) *behandelte man ausschließlich den Schmerzpunkt, den der Patient angab.* Das führte oftmals zu Enttäuschungen.

Nach den voranstehenden Ausführungen in diesem Buch kann sich der Leser die Ursachen für das »Versagen« der Ein-Punkte-Therapie bereits selbst denken.
Ja, es muss das gesamte System – die gesamte Muskelkette, einschließlich der zugehörigen Versorgungsstrukturen (Gefäße, Nerven, Lymphbahnen) – bestrahlt werden.

Um die betroffenen, am Beschwerdebild beteiligten Strukturen genau einzugrenzen, ist eine eingehende vorherige tastende Untersuchung zur Auffindung der Trigger- und auch der Nervenschmerzpunkte nötig, die vom Zentrum des Körpers (WS) aus bis in die Peripherie (Endpunkt) zum angegebenen Beschwerdepunkt des Patienten mit unterschiedlichen Leistungsstärken bestrahlt werden müssen.

Am Ende der jeweiligen Behandlung wird mittels einer Schmerzskala von 0-10 (0 = kein Schmerz; 10 = immer die Schmerzstärke vor der

ersten Behandlung) gemeinsam mit dem Patienten der Bestrahlungserfolg benannt und in der Akte dokumentiert.
Dies ist notwendig, um gleich nach der ersten Bestrahlung kontrollieren zu können (Veränderungen, wenn auch sehr diskret, treten gleich auf), ob die angenommene Diagnose, die Zuordnung der Triggerpunkte und die Strategie (bestrahlte Orte und Leistungsstärken) richtig waren. Ist dem nicht so, muss der Ursache gleich nachgegangen werden, um weitere ineffektive Bestrahlungen zu vermeiden.
Da sich in diesen Muskelketten viele Strukturen in unterschiedlicher Tiefe (Dreidimensionalität des Körpers) befinden, erfolgt die Heilung nicht an allen Stellen gleichmäßig schnell.
Das bedeutet, dass sich nach jeder Behandlung der Zustand des erkrankten oder verletzten Gebietes ändert und bei jeder Wiedervorstellung des Patienten erneut eine eingehende Untersuchung sowohl vor als auch nach der Therapie erforderlich ist. Die Bestrahlungsstrategie ist den jeweiligen neuen Gegebenheiten zeitnah anzupassen.
Daher kann diese Behandlung nicht an eine Assistenz übergeben werden, die für eine benannte Zeit auf der Haut markierte Schmerzpunkte des Patienten laserbestrahlt.

Damit man auch in tieferen Gelenkräumen oder Muskelschichten bestrahlen kann, muss der Patient entsprechend gelagert werden. Die Muskulatur ist nicht nur in Funktionsketten angeordnet, sondern sie liegt, in Schichten und aus verschiedenen Richtungen kommend, »kulissenartig« über den Knochen und inneren Organen. Je nachdem, in welcher Position (Stehen, Sitzen, Liegen) sich der zu Behandelnde befindet, dementsprechend ziehen sich (die dabei tätig werdenden) Muskeln zusammen, andere dagegen fallen weich zusammen, so dass sie durch leichten Druck mit dem stumpfen Aufsatzstück des Lasergerätes die Tiefe freigeben und die Bestrahlung nun auch an dem etwas versteckteren Gewebe stattfinden kann.

Die Autorin hat dieser Methode, um deren systemischen und signalgebenden Charakter auch nach außen hin aufzuzeigen, nach einigen Jahren die Bezeichnung

Systemische Laser-Biosignal-Therapie SLBST

gegeben.

Stand der wissenschaftlichen Erforschung

Die photomolekularbiologischen wissenschaftlichen Grundlagen waren von TIINA KARU (Molekularbiologin) (1) bereits in den 70er und 80er Jahren erforscht und die Ergebnisse als Bücher 1998 und 2007 weltweit, in Englisch, veröffentlicht worden.

Angaben zur Lasertherapie sowie eine Zusammenfassung internationaler positiver Doppelblindstudien auf dem Gebiet der Laserschmerztherapie finden sich bei J. TURNER, L. HODE: LASERTHERAPY S. 380-388 (in Englisch). (2)

Im Jahr 2004 hat eine der strengsten Administrationen weltweit – die FDA (Amerikanische FOOD AND DRUG ADMINISTRATION) – diese Lasertherapie zur Behandlung am Menschen zugelassen.
Das erfolgt in den USA bekanntlich nur nach strengen Vorgaben und Absolvierung präziser, wissenschaftlicher Studien, die einige Jahre andauern.
Die FDA war zu dem Schluss gekommen, dass es sich sehr wohl um eine wirksame und nicht schädigende Methode handelt.

Eine Großstudie (USA), gesponsert von General Motors, zeigte z. B. bei Karpaltunnelsyndrom, im Gegensatz zur alleinigen krankengymnastischen Behandlung, eine evidente Verbesserung der Heilungsergebnisse nach zusätzlicher Lasertherapie. (3)

Die Europäische Gesellschaft für Medizinische Krebsbehandlungen und die Internationale Gesellschaft für Mund-Krebserkrankungen haben 2010 in ihren Leitlinien empfohlen, bei schmerzhaften Entzündungen an der Mundschleimhaut als Folge von Chemo- und Röntgenbehandlungen, insbesondere bei Kindern, die Low-Level-Laser-Therapie einzusetzen. Es waren deutliche positive Wirkungen nach jeder Behandlung zu beobachten (4).

Schlusswort

Das positive Ergebnis der Lasertherapie:

1. Beseitigung der Ursache (Triggerzonen);
2. Auffrischung der lokalen Energiereserven und des Stoffwechsels;
3. Schaffung elastischerer Narben- und Gewebeverhältnisse;
4. Gesamtkörperliche Verbesserung des Immunstatus;
5. Erhöhung des Sauerstoffgehaltes durch kapilläre Mehrdurchblutung und damit Gehirnbotenstoffaktivierung (Endorphine, Dopamine, Serotonine), deren Aktivierung wirkt als Schmerzfilter und gleichzeitig antidepressiv.

Seit 30 Jahren sind keine negativen Nebenwirkungen bekannt geworden, die langfristig neue Erkrankungen oder Leiden schaffen würden.

Es handelt sich hierbei um Informationsmedizin, bei der die körpereigenen Signale von außen durch einen Laserstrahl simuliert und vom Gen mit dem eigenen Heilungsvorgang beantwortet werden.

Im Laufe der Jahre haben sich allein im Bereich »Schmerzen im Bewegungssystem« zahlreiche Anwendungen der systemischen Laser-Biosignal-Therapie bewährt:

- Sehnenscheidenentzündungen (auch mit Beugehemmung durch ev. Knötchenbildung)
- Sehnenverhärtungen (Dupuytren'sche Kontraktur) der Hand
- Schleimbeutelentzündungen über Gelenken und Sehnen
- Hallux valgus (Zehenballen-Schleimbeutelentzündung)

- Schmerzen und Bewegungseinschränkungen nach Operationen an Knochen, Gelenken, Sehnen und Muskeln
- Unfallfolgezustände
- Arthrose-Osteoporose
- schmerzhafter »Tennisellenbogen«, »Golfellenbogen«
- Schulterschmerzen
- Akute Verletzungen: schwere Verstauchungen, Zerrungen, Prellungen mit Blutergüssen
- Schmerzen nach Amputationen
- Rückenschmerzen
- Spinalkanalstenose
- Carpaltunnelsyndrom,
- Fersensporn
- Narbenschmerzen
- Kieferklemme
- Sportverletzungen

Da es sich hier aber um eine Signalgebung handelt, deren photobiomolekulare Grundlage für alle Körperzellen gilt, beziehen sich die Heilungsmöglichkeiten auch z. B. auf Wundbehandlungen, ganz speziell auch für Brandverletzte, die eine wesentlich schnellere und verbesserte Narbenbildung erfahren.

Studien an Schlaganfallpatienten werden durchgeführt, da spezielle Wellenlängen auch durch den Knochen hindurch wirksam sind und zu einer schnelleren Rückbildung von Wasser- und Blutansammlungen führen, die die Hirnbeeinträchtigung möglicherweise vermindern können.

Diese Signalmedizin besitzt ein großes, noch nicht ausgeschöpftes Potenzial für eine zukunftsweisende Medizin mit weniger Nebenwirkungen.

Glossar

Botenstoffwechsel:
Botenstoffe sind chemische Informationsübermittler (Signale), z. B. die Botenstoffe im Gehirn:
Serotonin beseitigt Depressionen, damit auch die überhöhte Empfindlichkeit auf Schmerzreize.
Endorphin – eigenes, inneres Morphin (Glückshormon)
Dopamin sorgt für die Steuerung der körperlichen und geistigen Bewegung, fehlt bei der Parkinsonkrankheit (beide Bewegungen sind gestört).
Alle drei Botenstoffe sind zentrale Schmerzfilter, d. h. das Gehirn filtert »unwichtige« Reizungen des Körpers weg.

Biokatalysator: auch Enzym genannt, beschleunigt chemische Reaktionen im Körper, z. B. Magenenzyme beschleunigen die Verdauung von Speisen

biochemisch: bios = griech. Leben. Chemische Reaktionen im Lebewesen

Carpaltunnelsyndrom: Carpus = latein. Handwurzel
(CTS) Syndrom = griech. Syndromos
= zusammentreffend
der Begriff wird in der Medizin benutzt für gleichzeitig auftretende Krankheitszeichen, z. B. Schmerzen, Taubheit, Kraftlosigkeit bei Einengung der Nerven im Handgelenktunnel.

Chromosomen: enthalten die Gene und damit die Erbsubstanz

evident: erwiesen

Frequenz: frequentia = latein. Häufigkeit; in der Physik gemessen in Hertz, bedeutet, wie oft sich eine Wellenschwingung (Wellenberg und Wellental) in 1 sec. wiederholt

Funktionskette: Zusammenspielen von mehreren Muskeln zur Ausführung einer bestimmten Bewegung, z. B. beim Tennisspielen

Hinterhorn: s. Rückenmark

Ikterus: krankhafte Gelbfärbung der Haut (z. B. bei Leberentzündungen)

intermediärer Stoffwechsel: Zwischenstoffwechsel im Inneren des Körpers

Informationsmedizin: Im Gegensatz zur Chirurgie, bei der oft durch Ab- oder Herausschneiden geholfen wird, werden hier Signale und Informationswege im Körper benutzt, um zu heilen, z. B. Laserstrahlung

Kapillaren: kleine Blutgefäße

Kohärenz: Mehrere Wellen laufen gleichzeitig zusammen Berg an Berg und Tal an Tal.

Konnektion: Verbindung

Kontraktion: Zusammenziehung

Mikrokapillaren: kleinste Blutgefäße, die nur durch das Mikroskop erkennbar sind

Milchsäure: Der Körper muss zu seiner Erhaltung stets Energie erzeugen. Als Brennstoffe werden Kohlehydrate und Fette verwendet, dazu bedarf es der Zufuhr von Sauerstoff. Steigt die Belastung und der Körper braucht schneller mehr Energie, wird deren Herstellung ohne Sauerstoff vorgenommen; dadurch entsteht Milchsäure als Abfallprodukt. Es kommt zur Übersäuerung des Muskels.

Moleküle: sind Verbindungen von Atomen

Molekularbiologie: beschäftigt sich mit der Entstehung der lebenswichtigen Eiweiße im Körper, deren Bildung über die Erbsubstanz gesteuert wird.

Muskel-Sehnen-Spindel: nur mikroskopisch sichtbar. Kleinste Nervenendigungen, die sich in einem spindelförmigen, inneren Muskelteil befinden und auf jeden Zug- oder Druckreiz Signale über das Rückenmark zum Gehirn senden. Letzteres entscheidet, wie sich der Muskel verhalten soll, und führt seine Signale über das Rückenmark wieder zurück.

Nervenzellmembran: Eine Zelle lässt sich schematisch darstellen wie ein Spiegelei. Das Eigelb ist der Zellkern mit der Erbsubstanz, das Eiweiß das Zellplasma mit den zahlreichen Organellen, z. B. den Mitochondrien. Der äußerste Rand stellt eine Begrenzung durch eine *feine Grenzschicht* dar, die deshalb auch *Membran* genannt wird.

Photonen: kleinste Bestandteile eines Lichtstrahls

peripher: am Rande befindlich

peripheres Nervensystem: die Nerven betreffend, die, als mehr oder weniger dicke »Schnüre« aus dem Rückenmark kommend, sich bis in die Finger- oder Zehenspitzen fein aufteilen

perpetuum mobile: lat. sich ständig Bewegendes
hypothetisch: solch ein Gerät gibt es nicht

Propriozeptoren: Nervenendigungen, die Informationen über die Stellung des Körpers im Raum zum Kleinhirn (Balance) und zum Großhirn (Muskelzustandsänderungen) senden. Dazu gehören auch die Muskelspindeln.

Quanten: Kleinste, nicht mehr teilbare, deshalb Elementarteilchen. Bezieht sich meist auf kleinste Energieeinheiten.

Reflexkreis: *unbewusster* Nervenschaltkreis zum Schutz des Körpers vor Gefahr, z. B. plötzliches Handwegziehen von der heißen Herdplatte. Wäre es bewusst gesteuert, würde es zu lange dauern.

Regelkreis: besteht aus einem Signal, einer Informationsstraße, einem Empfänger, der daraus eine Konsequenz zieht – etwas bewirkt (z.B. einen chemischen Stoff im Körper entstehen lässt), und einem Regler, der die Rückmeldung gibt, »wann das Maß voll ist«.

Rückenmark: Es befindet sich im Wirbelsäulenkanal. Von hier aus werden die peripheren Nerven durch spezielle seitliche

Torbögen, jeweils links und rechts, in die benachbarte Muskulatur (z. B. Rücken) abgegeben. Sie verzweigen sich über die gesamte Körperfläche, werden peripher immer feiner, bis auch die letzte Finger- oder Zehenspitze versorgt ist.

Die Masse des Rückenmarkes liegt wie eine Teigrolle innerhalb des o. g. Kanals.

Bei querer Durchtrennung ist eine helle und eine dunkle Masse zu sehen, ähnlich dem Marmorkuchen (Schokoladen- und Vanilleteig). Nur dass die dunklen Anteile in der hellen Masse des Rückenmarkes einen Schmetterling formen, dessen Flügelenden auf beiden Seiten, je nach Ausrichtung, als das sehr wichtige (!!) Vorder- oder Hinterhorn bezeichnet werden (s. Abb. 3 im Text).

Sie sind die Garanten für die sauber *getrennten* Hin- und Rückwege der »Reizweiterleitungsstraßen«, die hier nicht Nerven, sondern Tractus (Trakt = Bündel von parallel in die gleiche Richtung verlaufenden Fasern) heißen. Der Reiz von der Muskelspindel verläuft über das sensible (empfindende) Hinterhorn zum Gehirn und mit der Antwort zurück über das motorische (etwas bewegen wollende) Vorderhorn zur Muskelspindel, die den Befehl ausführt. Wenn dieser heißt: Verkürzung (Kontraktion), dann werden die Muskeln verspannt. Das bleiben sie so lange, bis der Verursacher als verschwunden und Entspannung gemeldet wird.

Signalmedizin: Durch die Kenntnis von Körpersignalen und ihren Wirkungsorten können diese bei Versagen von außen simuliert und der daniederliegende Prozess zur Gesundung wieder in Gang gebracht werden (Beispiel: Laserbestrahlung).

Stoffwechsel: Gesamtheit der chemischen Prozesse, die im Körper zu dessen Erhalt ablaufen müssen. Wenn die Prozesse nicht zu seinem Erhalt ablaufen, dann ist das eine Stoffwechselstörung.

Tractus: s. Rückenmark

Trigger: Auslöser

vegetatives Nervensystem: unwillkürliches Nervensystem (unterliegt primär nicht dem Willen des Lebewesens). Steuert z. b. die Funktionen der inneren Organe.

Verschleißerkrankungen: Meist sind damit Umbauvorgänge von Knochen oder Knorpeln gemeint, die sich im Röntgenbild zeigen und auch gerne mit »Das ist das Alter« bezeichnet werden.

Vorderhorn: s. Rückenmark

Wellenlänge: der Abstand zwischen zwei gleichartigen Punkten zweier Schwingungszüge (z. b. vom Scheitelpunkt des einen Wellenberges zum zweiten)

Zellkern: s. Nervenzellmembran

Zellorganellen: sind Miniorgane, die sich im Plasma der Zelle befinden und konkrete Aufgaben haben (Feindbeseitigung, Zellbatterie aufladen, Informationen weitergeben)

Zentrales Nervensystem: Gehirn und Rückenmark

Quellen

1. Tiina Karu: The Science of Low Power Laser Therapy
   Gordon and Breach Science. Publishers 1998

   Ten Lectures on Basic Science of Laser Phototherapy
   Prima Books AB 2007

2. Jan Turner, Lars Hode: Laser Therapy
   Clinical Practice and Scientific Background
   Prima Books AB 2002

3. General Motors Study: Low Level Laser Therapy in the Treatment of Carpal Tunnel Syndrome
   http://www.providencemed.com/General%20Motors%20Study.htm

4. B. Disselhoff: Dosisadaptierte Lasertherapie bei der oralen Mucositis
   Neue Pilotstudie 19. 08. 2011
   http://schwa-medico.de/studien

5. Zellen und Gewebe http://www.dolacek.de/mensch01.htm

Abbildungen

Nr. 1 Die Zelle

Nr. 2 Muskel-Sehnen-Spindel

Nr. 3 Querschnitt Rückenmark

Nr. 4 Erbsubstanz in den Chromosomen

Nr. 5 Spektrum, Wellenlängen, Frequenzen

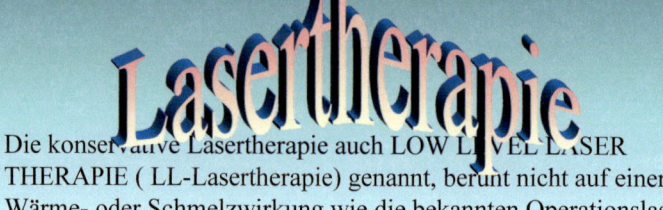

Die konservative Lasertherapie auch LOW LEVEL LASER THERAPIE (LL-Lasertherapie) genannt, beruht nicht auf einer Wärme- oder Schmelzwirkung wie die bekannten Operationslaser.

Die LL- Laser haben eine eigene Lichtwellenlänge, die Gewebe (wie z.B. Haut, Muskel, Sehne...) durchdringen kann, ohne Schädigungen hervorzurufen.

Lichtwellenlängen

840nm   630nm

Laser-was ist das denn?

- **Er ist kein Zukunftstraum mehr aus dem Science- Fiction- Film, sondern die Forschung hat in den letzten 2 Jahrzehnten eine absolute Neuheit in der Lasertherapie entwickelt, - die Low-Level-<u>Laser</u>-, die im Gegensatz zu den Power (OP)- und Soft (Kosmetik)-Lasern die Möglichkeit haben, mehrere Zentimeter durch die Haut zu dringen, <u>ohne jegliche Zerstörungseffekte!</u>**

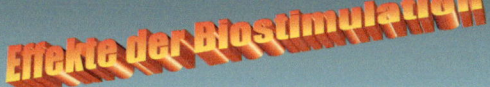

Effekte der Biostimulation

Bewiesen durch zahlreiche Studien und Forschungsarbeiten:

1. Beschleunigung des Blutflusses durch Erweiterung der kleinsten Blutgefäße führt zu einer abschwellenden und damit entzündungshemmenden Wirkung in dem jeweils bestrahlten Gebiet.

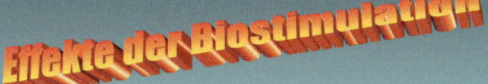

Effekte der Biostimulation

2. Die durch Abschwellung der Ödeme erzielte Druckminderung begünstigt und aktiviert Gewebeheilungsprozesse.

Priv.Doz. Dr. med.habil. R. Jahn

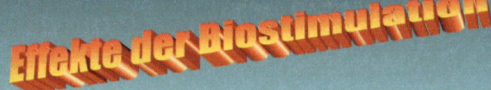

3. Die Empfindlichkeit der Nervenendigungen wird herabgesetzt. Daraus resultiert eine oftmals sofort einsetzende Schmerzlinderung in dem bestrahlten Areal.

Priv.Doz. Dr. med.habil. R. Jahn

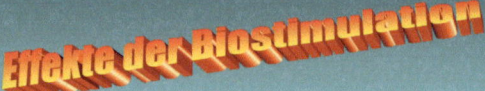

4. Anregung der eigenen Körperabwehr durch eine Aktivierung von Antikörperzellen.

Es findet bei der Laserbestrahlung kein künstlicher oder chemischer Prozeß, wie z.B. durch Medikamenteneinnahme statt, sondern der Körper erhält eine „Neuaufladung seiner Batterie".

Nebenwirkungen

Bei sachgemäßer Anwendung treten keinerlei Nebenwirkungen oder Schäden auf; auch nicht nach längeren Behandlungsperioden, da die ablaufenden Vorgänge körpereigen und vorprammiert sind. Auf gesundem Gewebe gibt es keine Effekte.

Voraussetzungen

Für die Diagnosestellung:
- Genaues Herausfinden des Schmerzpunktes für die direkte örtliche Bestrahlung
- Gezielte Untersuchung des Körpers auf Triggerpunkte für die indirekte Beeinflussung des schmerzenden Gebietes

Voraussetzungen

Für den Erfolg der Behandlung:
- die Erreichbarkeit des Punktes mit dem Laserstrahl (Tiefe, Hartgewebe, Fernwirkung); - erfordert ständiges Variieren der Laserstrahlrichtung.
- zeitgleiche Kommunikation

Anhalten der Wirkung

- Da die Bestrahlung zu einer „Umstimmung" vor Ort führt, stellt die Heilung einen <u>Prozeß</u> und oft keine sofortige Dauerbefreiung vom Schmerz dar, abhängig von Ausdehnung und bisheriger Dauer der Erkrankung.

Anhalten der Wirkung

- Nach einigen Stunden kann der Schmerz wieder etwas zunehmen, erreicht aber nicht mehr die Stärke wie vor der Erstbehandlung..
- Es müssen daher Laserbestrahlungsserien durchgeführt werden, zur systematischen Energietriggerung.

Was kann behandelt werden?

- Rheumatische Erkrankungen: Arthrosen, Tennisarm, Schultersyndrom, Fingergelenkrheumatismus, Schleimbeutelentzündungen,
- Sehnenscheidenentzündungen, Nervenentzündungen

Was kann behandelt werden?

- Sportverletzungen: Blutergüsse, Zerrungen, Beugekontrakturen der Finger (Dupuytren), Carpaltunnelsyndrom,
- Schmerzen bei Ischiasreizung, Phantomschmerzen nach Amputationen,

Zusammenfassung

- Die LL-Lasertherapie ist eine der modernsten Behandlungsarten
- Sie gehört zu den nebenwirkungsfreien Methoden die die eigenen Heilungskräfte des Körpers stimulieren
- Die Behandlung ist angenehm und entspannend.
-